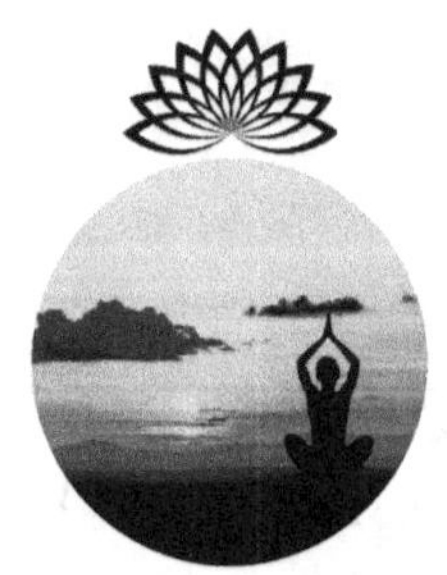

Juste pour Vous

Vous qui aimez beaucoup, passionnément, à la folie, le yoga et souhaitez tenir un journal de votre pratique, ce carnet a été spécialement conçu pour vous !

C'est le moyen idéal de consigner vos séances en notant vos postures, vos impressions, vos pensées, vos difficultés rencontrées, vos questions...

Vous vous souviendrez de ce que vous avez fait, de la direction donnée à la séance et son impact sur le reste de la journée et des jours suivants.

Ce compagnon idéal de votre pratique vous permettra de comprendre votre évolution, de rester motivé(e), et de grandir au fur et à mesure de vos séances de yoga.

Un véritable guide dans votre processus de transformation !

Place à la pratique,

Namasté !

Ce Carnet de Yoga
Appartient à

PRÉNOM / NOM

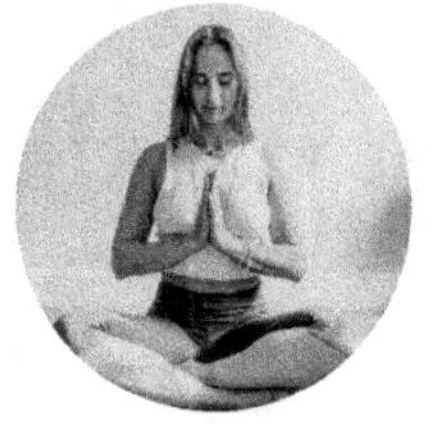

ADRESSE

MAIL

TÉLÉPHONE

SITE

RÉSEAUX SOCIAUX

J'AI COMMENCÉ CE CARNET LE :

IL M'A ÉTÉ OFFERT PAR :

Ce Carnet Yoga

contient

GUIDE POUR REMPLIR CE CARNET
Description & exemple

VOUS & LE YOGA
Les raisons qui vous ont décidé.e à commencer le yoga
A relire d'urgence en cas de démotivation.

LES POSTURES CLÉS

- 30 postures essentielles
- salutation au soleil
- salutation à la lune

MON ANNÉE DE YOGA

Plannings mensuels : mois par mois, définir votre
pratique et planifier vos séances

MES SÉANCES YOGA

Pour chaque séance yoga, 2 pages pour noter :
- votre humeur avant la séance
- l'intention de la séance
- la pratique (postures, enchaînement de postures,
respirations, mantras, mudras, …)
- la relaxation & méditation
- une partie libre (dessiner une posture, un
enchainement, une mudra ou noter toute réflexion
personnelle...)

INHALE

Exhale

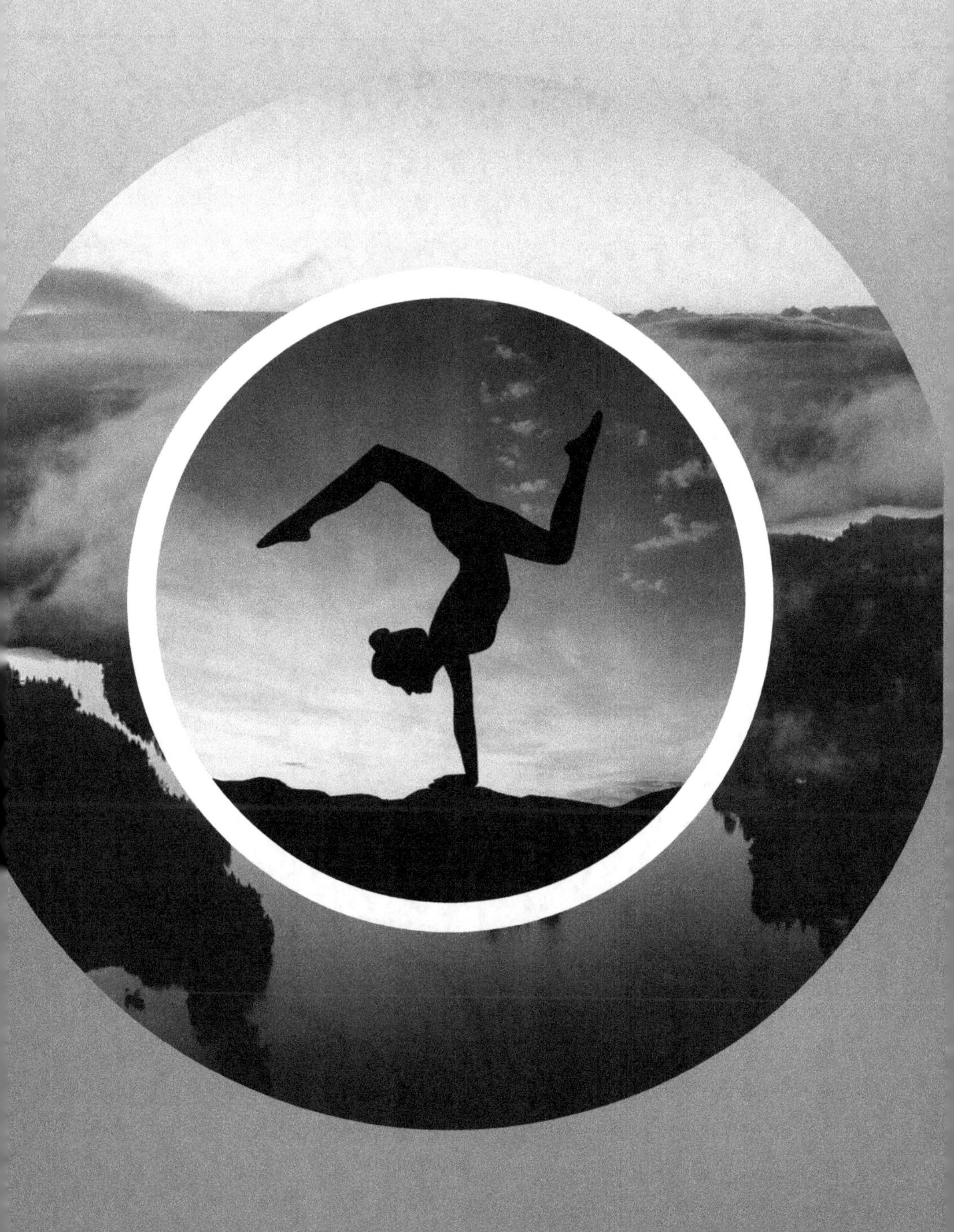

Comment remplir ce journal ?

2 pages sont dédiées pour chaque séance.

PAGE DE GAUCHE GUIDÉE SUR 3 AXES

L'intention

L'intention est une dédicace, un vœu, une résolution ou une attention particulière que nous développons pour créer un changement en nous-même ou dans notre manière d'interagir avec le monde.
Dans cette partie sera notée la direction donnée par le professeur pour la séance (par exemple patience, gratitude, joie, intuition, amour, pardon, conscience du moment présent, paix, ouverture, ...). Elle peut être influencée par les saisons, la lune, l'actualité, etc.

Les postures, respirations, mudras...

Dans cette partie, sera décrit tout ou partie de votre pratique mais également votre ressenti par rapport à une posture ou une mudra, vous indiquerez si une pose vous a plu, déplu, pour quelles raisons, etc.

La relaxation & méditation

Qu'avez-vous ressenti ? notez les images, les sensations, les idées, révélations ou même une musique que vous avez aimée.

Vous pouvez dessiner une posture, un enchainement, une mudra ou parler plus en détail de ce que vous a apporté la séance.

Vous pouvez également utiliser cet espace pour y noter toute réflexion personnelle.

Pour aller plus loin dans les pratiques de bien-être, voici également des exemples et propositions pour vos notes :

- *Les choses pour lesquelles vous êtes reconnaissant(e)*
- *Des citations inspirantes*
- *Des envies, des objectifs*
- *Les tisanes, huiles essentielles, compléments alimentaires, super aliments que vous prenez ou*
- *souhaitez prendre*
- *Les soins & massages que vous faites ou souhaitez programmer : soins énergétiques, hammam, ...*
- *Les lectures et écritures en cours ou à venir*
- *Vos repas & habitudes alimentaires*
- *Vos routines bien-être*
- *Vos notes personnelles : humeurs, sensations, idées et révélations*

Mal au bas du dos : pincement nerf sciatique
Apaisement, humeur plus calme

MES NOTES

2 intentions à la lune :

J'aimerais développer la confiance en moi dans la sphère
professionnelle pour ne plus me sentir déstabilisée
quand mes clients changent d'avis, ne confirment pas
leur RDV ou leur commande.

J'aimerais aussi développer ma créativité

DATE *22 mai* ⊙ *18h* 📍 LIEU *Paris*

MON HUMEUR AVANT LA SÉANCE

L'INTENTION DE LA SÉANCE

Hommage à la lune

LA PRATIQUE (POSTURES, ENCHAÎNEMENT DE POSTURES, RESPIRATIONS, MANTRAS, MUDRAS, …)

Salutations à lune
Equilibre : posture de la demi-lune difficile à tenir (avec brique)
Grand écart facial : toujours le bassin bloqué donc impossible
de baisser le dos droit jusqu'au sol.

LA RELAXATION & MÉDITATION

2 intentions à la lune (voir notes)

Rappelez-vous pourquoi vous avez commencé le yoga

Était-ce pour une meilleure gestion du stress ?
Pour trouver un moyen de vous détendre, d'améliorer votre souplesse ?
Pour libérer votre esprit trop sollicité et retrouver un sommeil réparateur ?
Pour soulager un mal de dos récurrent ?
Cherchiez-vous une solution à des problèmes physiques ou psychiques ?

Notez ici la ou les raisons qui vous ont décidé(e) à commencer le yoga et relisez-les lorsque vous sentez une baisse de motivation, d'énergie ou d'envie.

POURQUOI J'AI COMMENCÉ LE YOGA

____

____

____

____

____

____

ok, but
first
yoga!

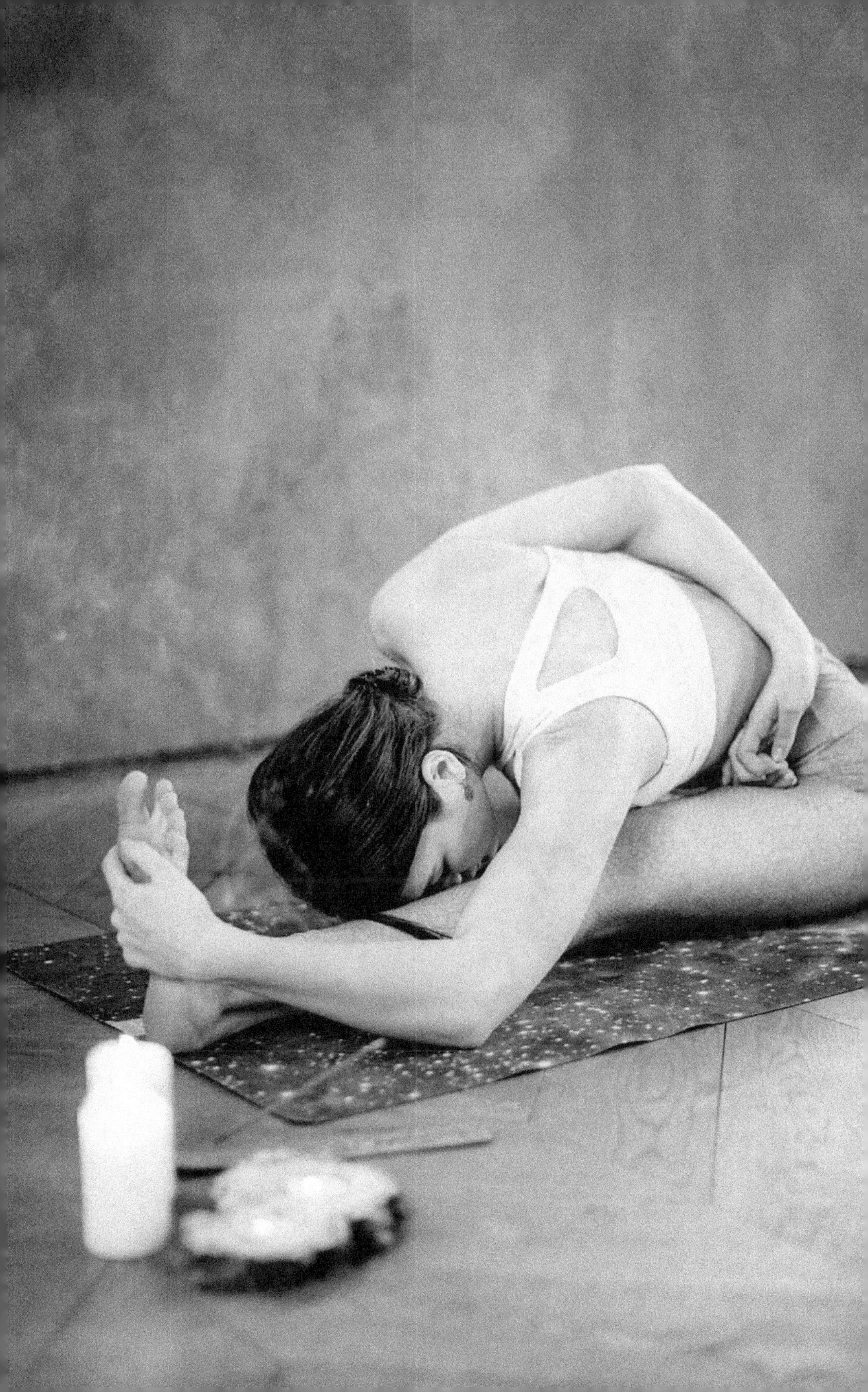

30 postures essentielles

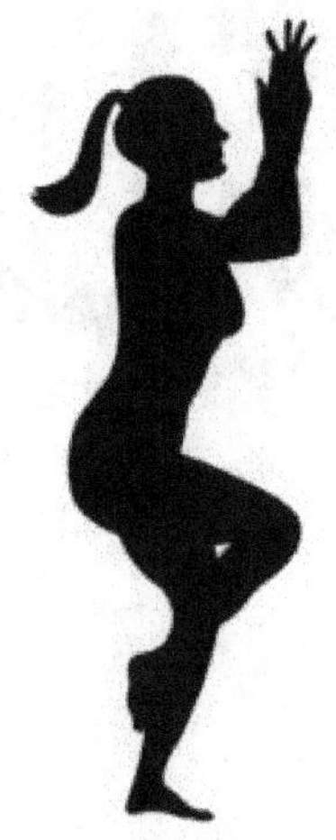

AIGLE
GARUDASANA

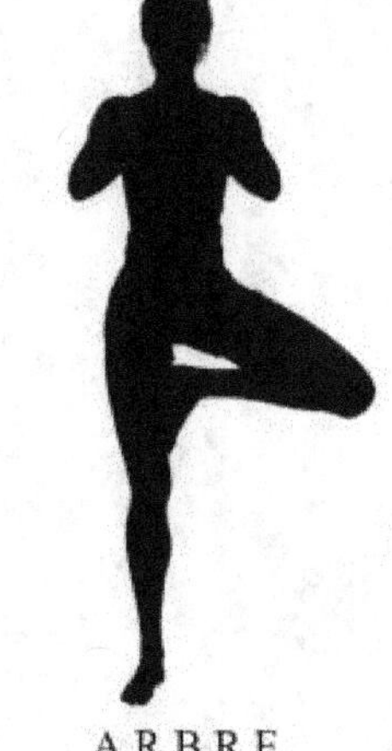

ARBRE
VRIKSHASANA

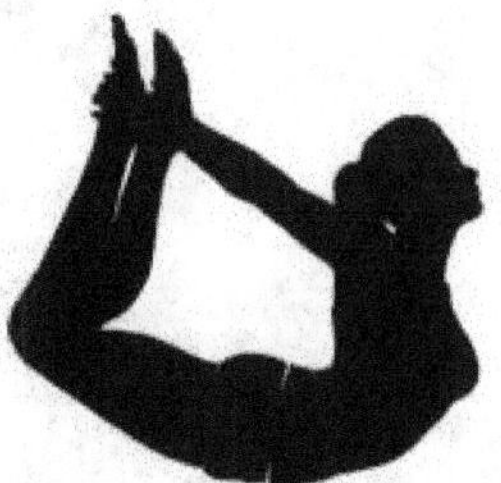

ARC
DHANURASANA

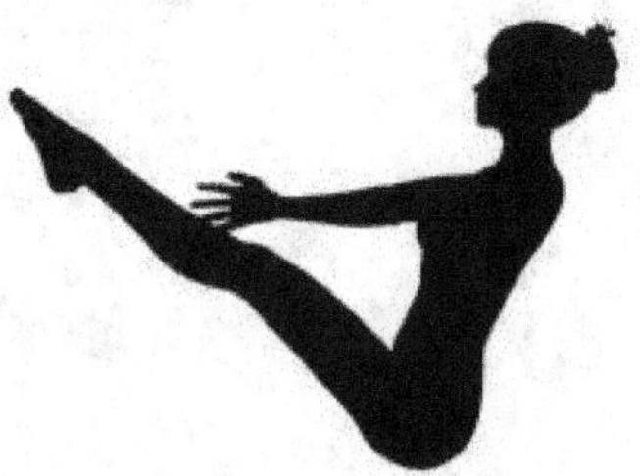

BATEAU
NAVASANA

30 postures essentielles

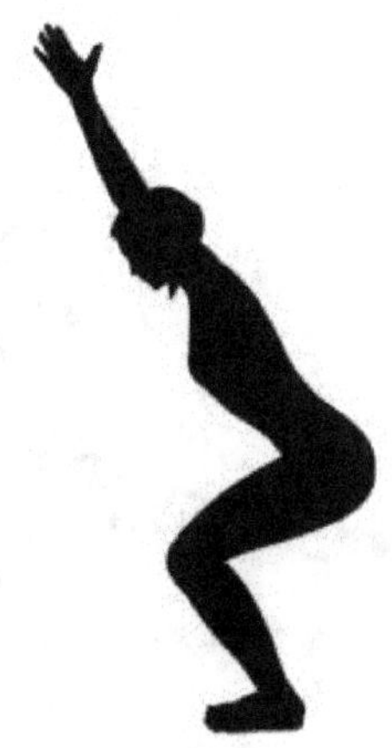

CHAISE
UTKATASANA

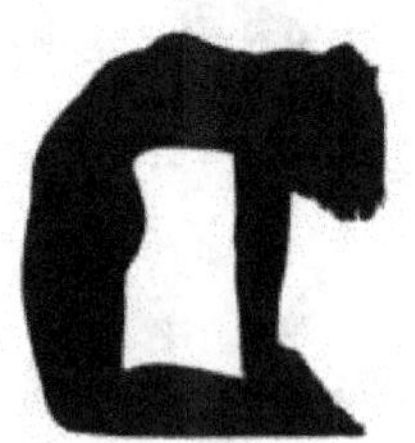

CHAMEAU
USHTRASANA

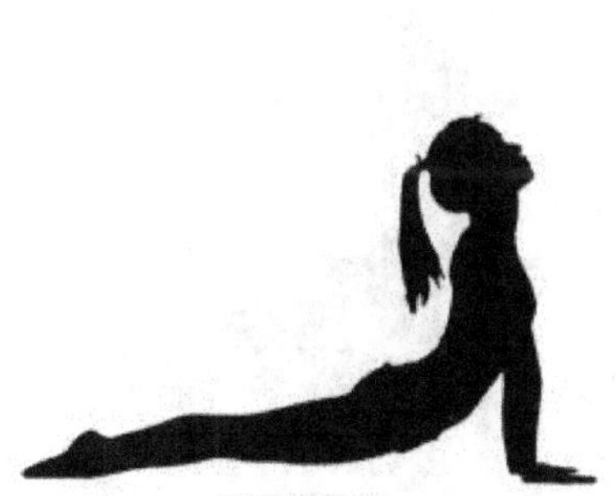

COBRA
BHUJANGASANA

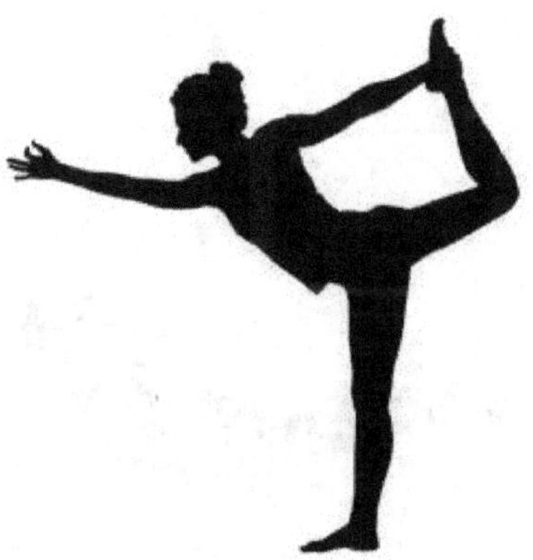

DANSEUR
NATARAJASANA

30 postures essentielles

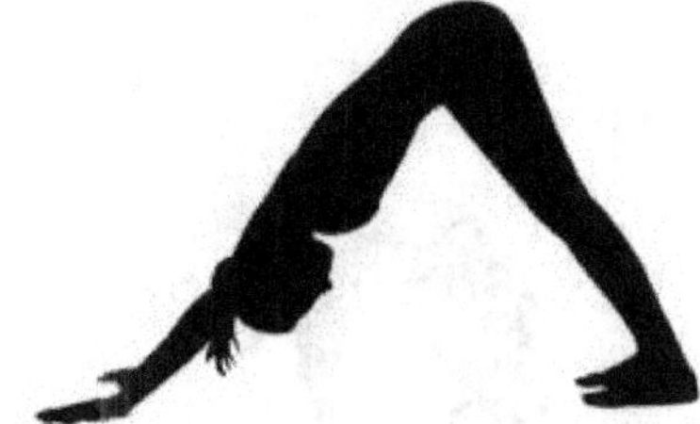

CHIEN TÊTE EN BAS
ADHO MUKHA SHVANASANA

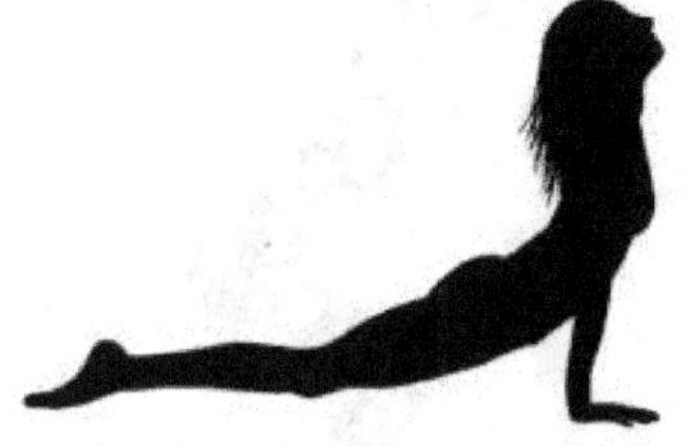

CHIEN TÊTE EN HAUT
URDHVA MUKHA SHVANASANA

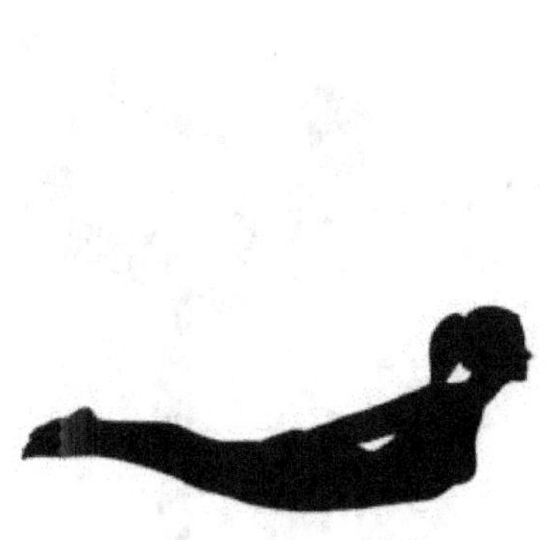

SAUTERELLE
SHALABHASANA

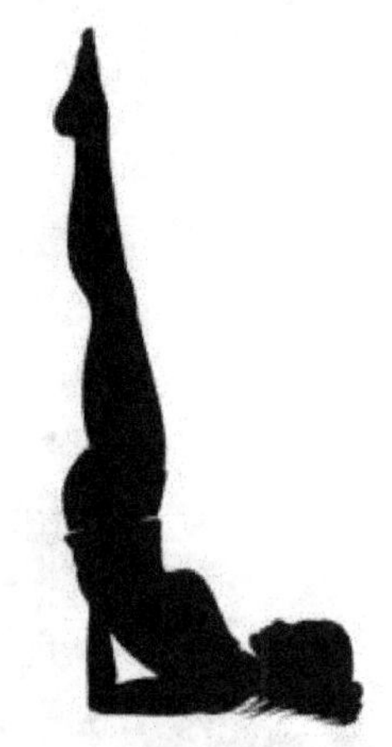

CHANDELLE
ARDHA SARVANGASANA

30 postures essentielles

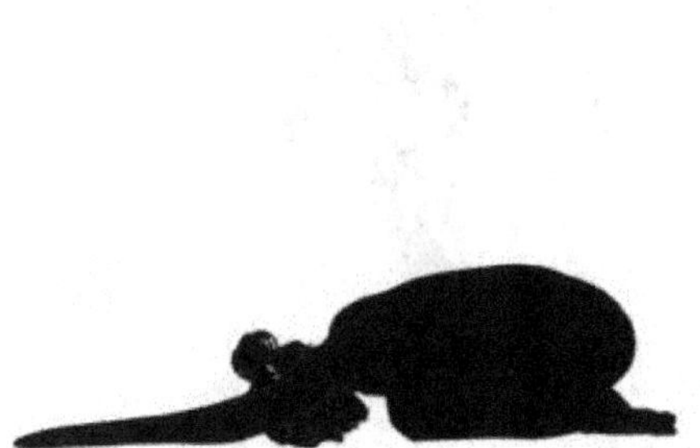

ENFANT
GARBHASANA

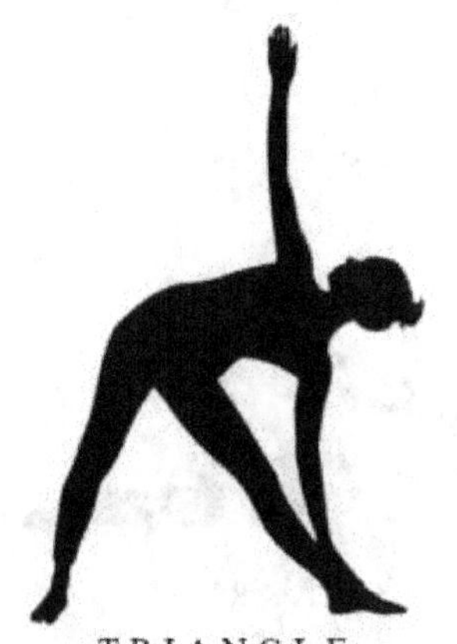

TRIANGLE
PARSHVOTTANASANA

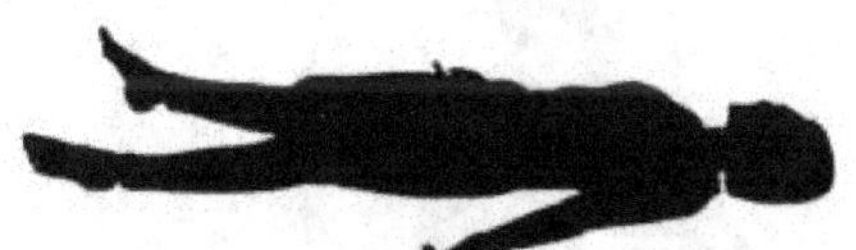

CADAVRE
ŚAVASANA

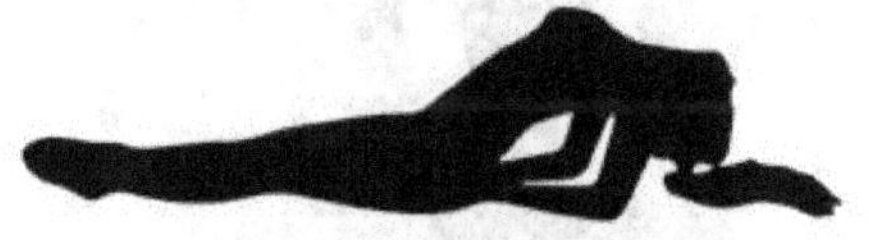

POISSON
MATSYASANA

30 postures essentielles

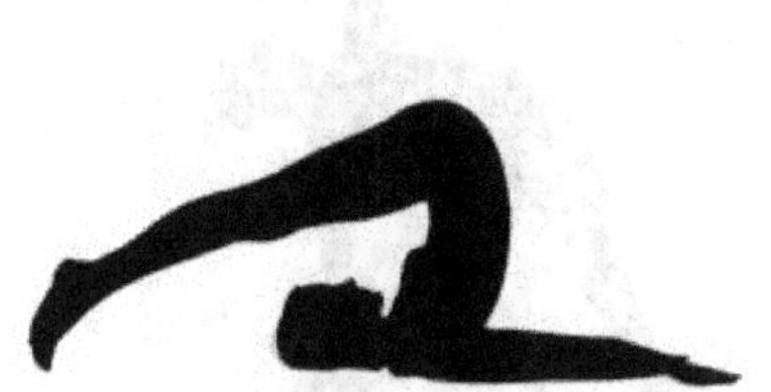

CHARRUE
HALASANA

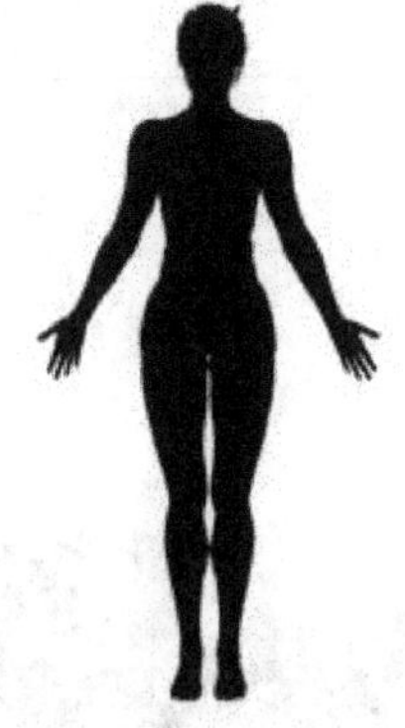

MONTAGNE
TADASANA

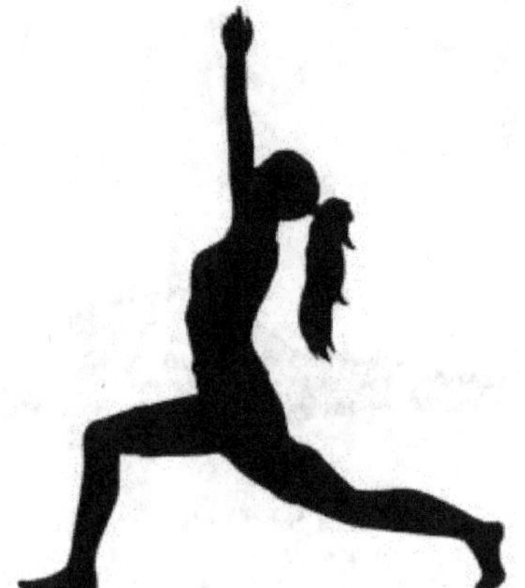

GUERRIER I
VIRABHADRASANA

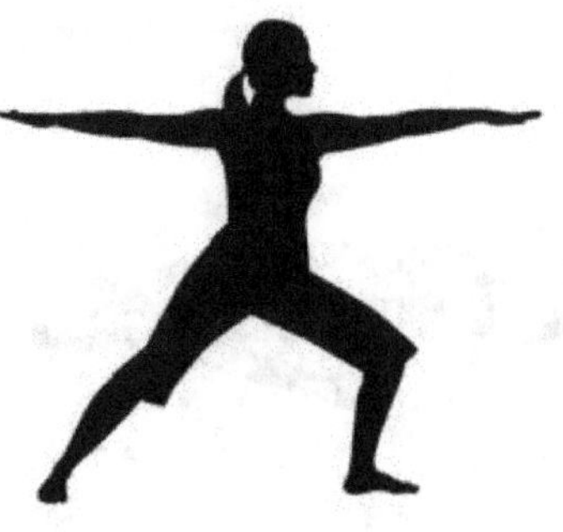

GUERRIER II
VIRABHADRASANA II

30 postures essentielles

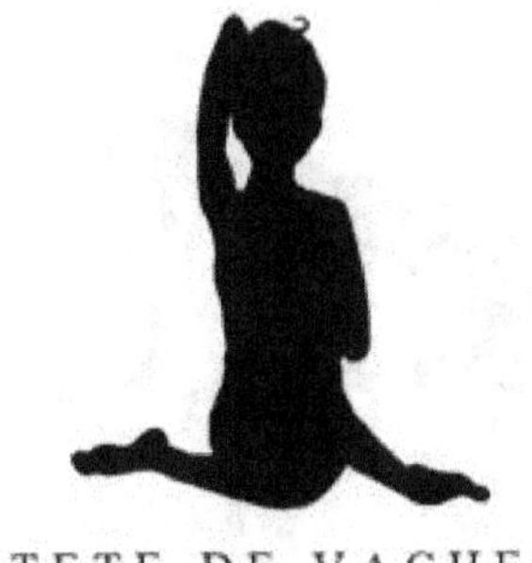

TETE DE VACHE
GOMUKHASANA

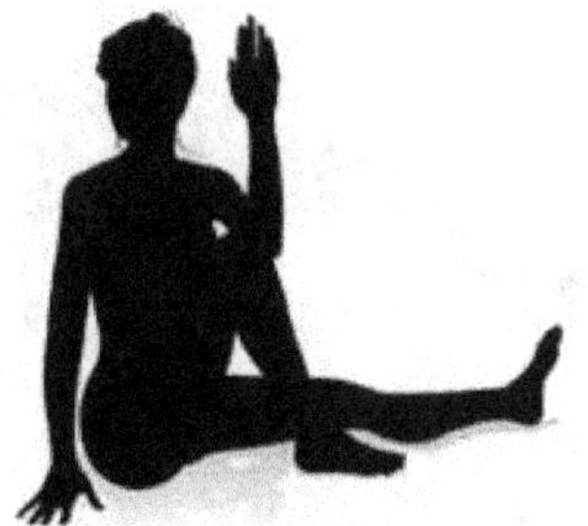

SAGE
MARICHYASANA

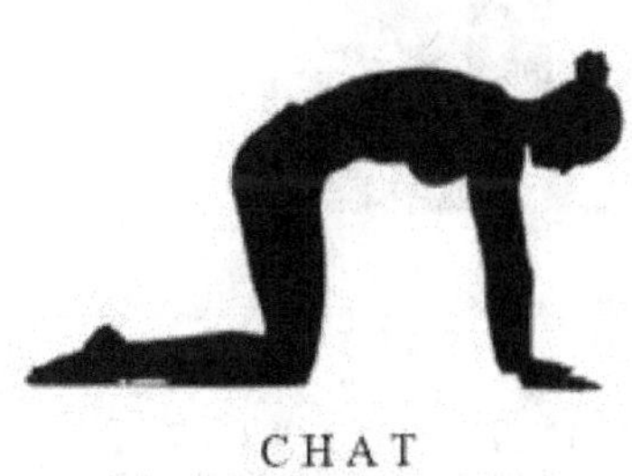

CHAT
MARJARASANA

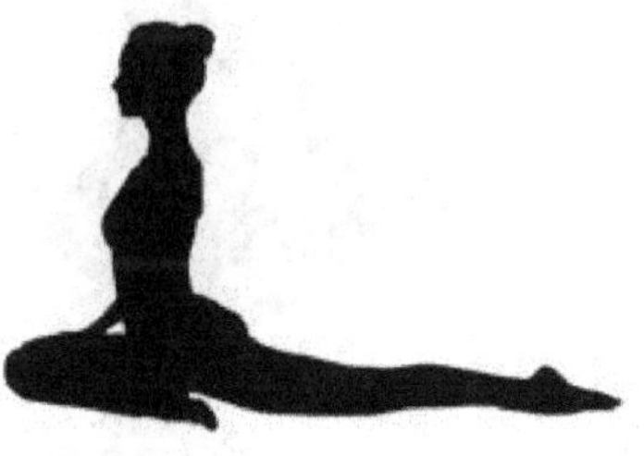

PIGEON
KAPOTASANA

30 postures essentielles

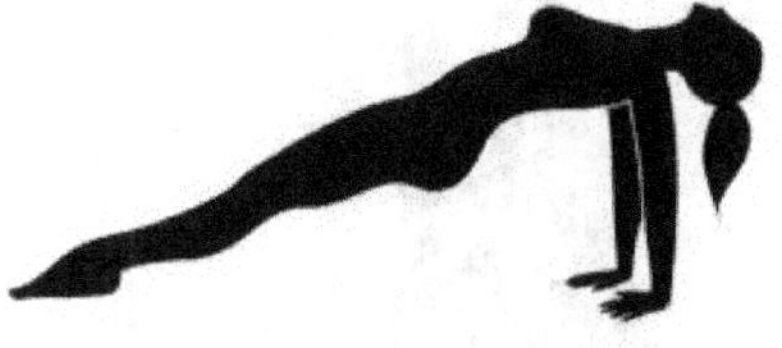

PLAN INCLINÉ
PURVOTTANASANA

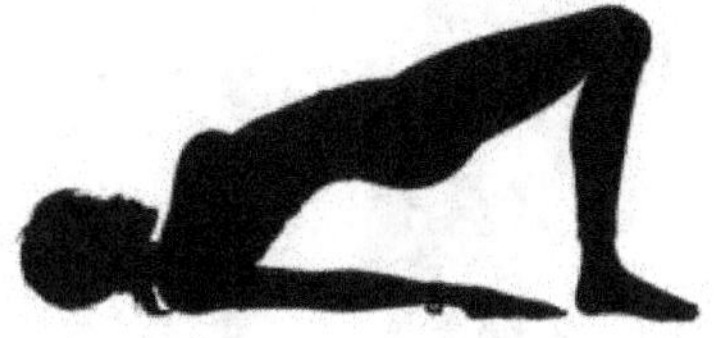

PONT
SETU BANDHASANA

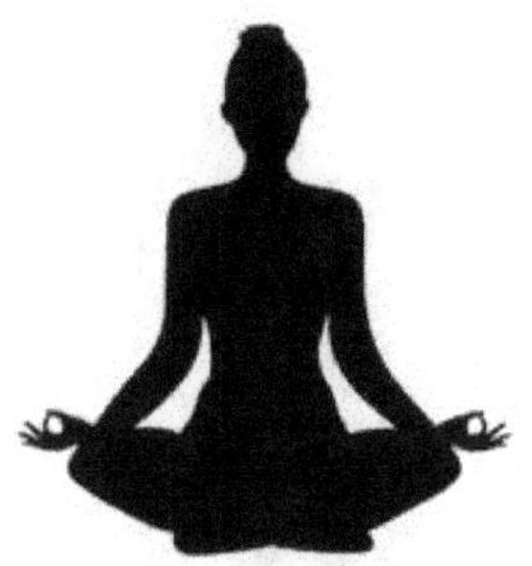

LOTUS
PADMASANA

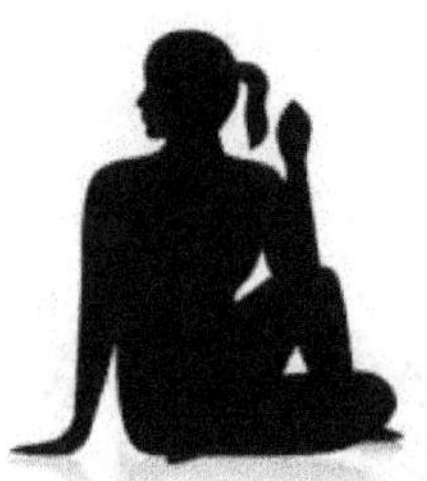

DEMI POSTURE DU
SEIGNEUR DES POISSONS
ARDHA MATSYENDRASANA

30 postures essentielles

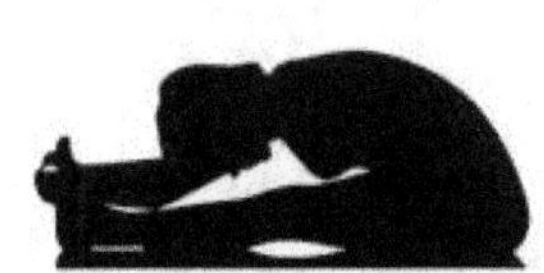

PINCE
PASCHIMOTTANASANA

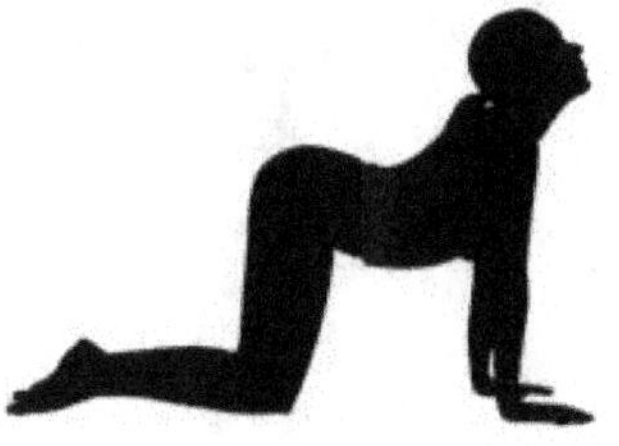

VACHE
BITILASANA

Salutation au soleil

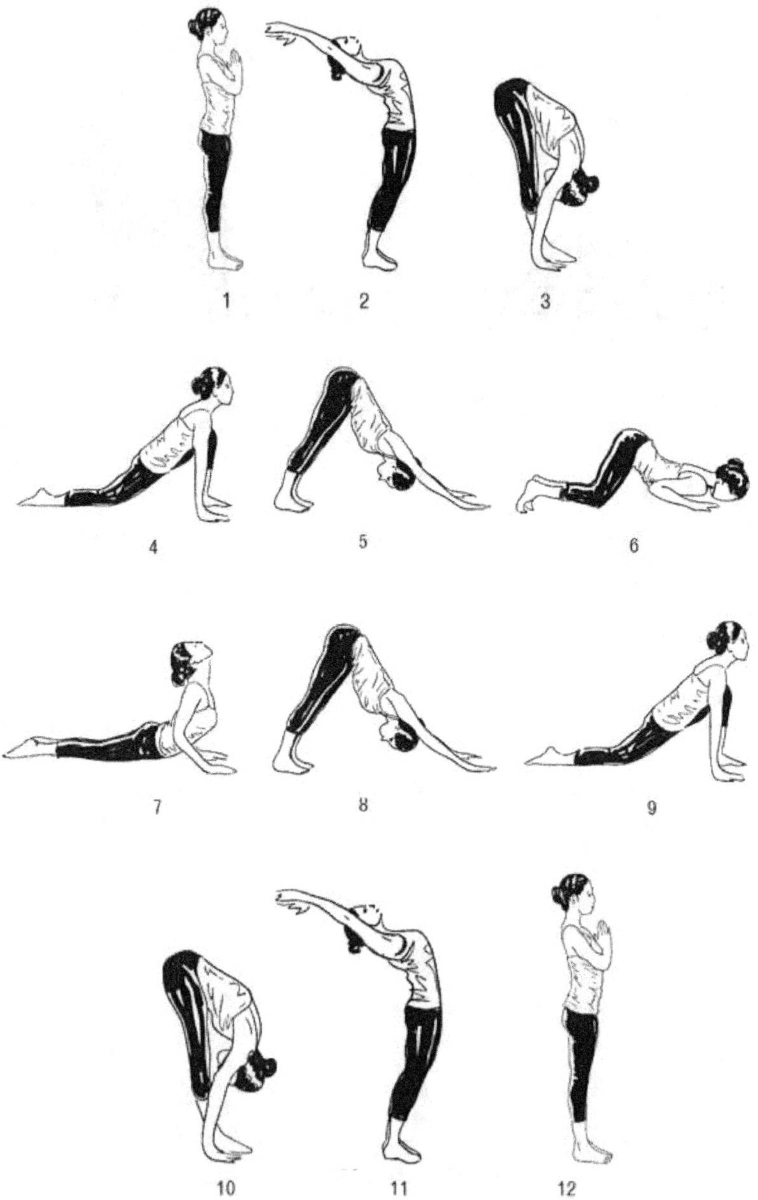

1   2   3

4   5   6

7   8   9

10   11   12

Salutation à la lune

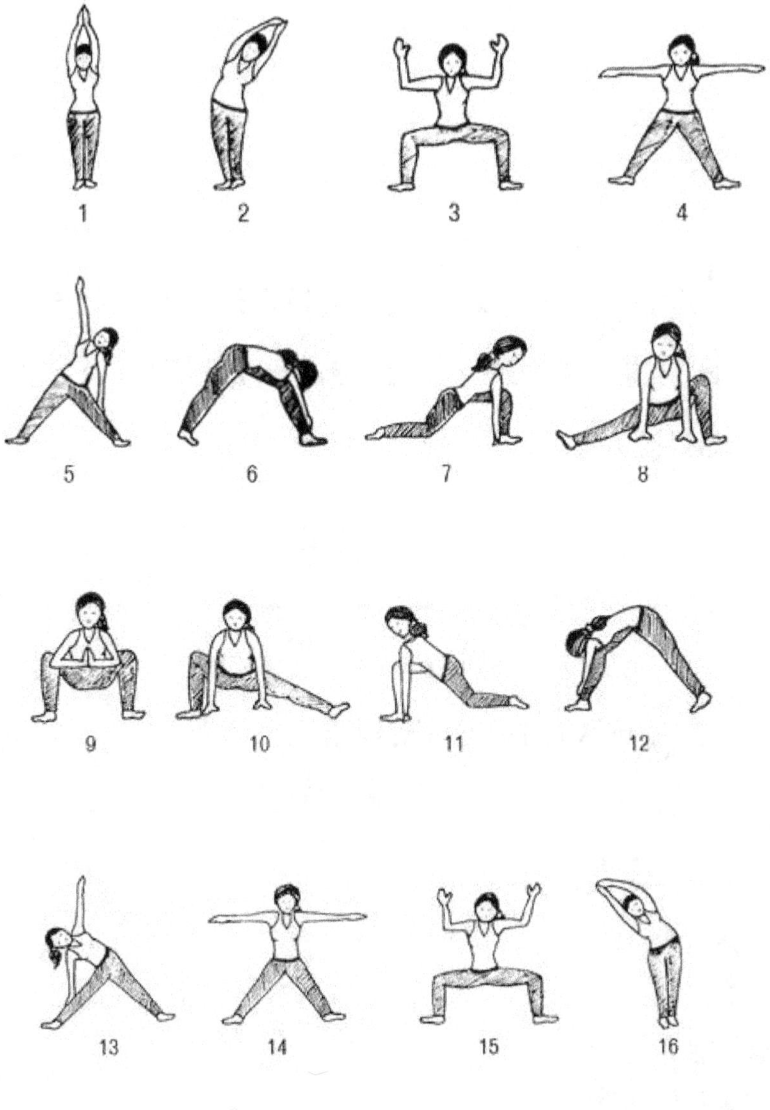

ILLUSTRATION : VANDANA NIHALANI

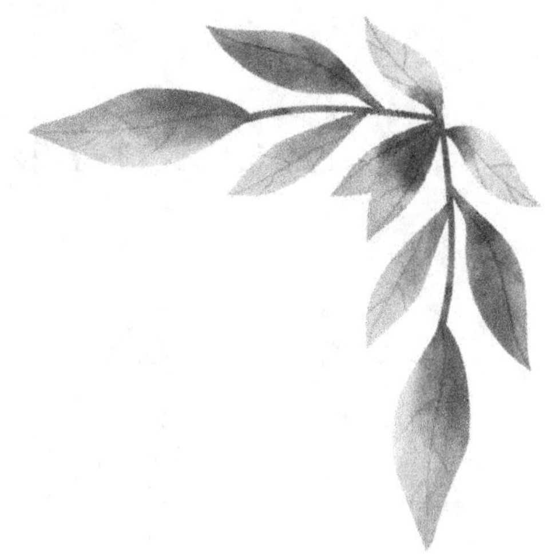

"

Les grandes choses peuvent se manifester par de petits signes

"

Sigmund Freud

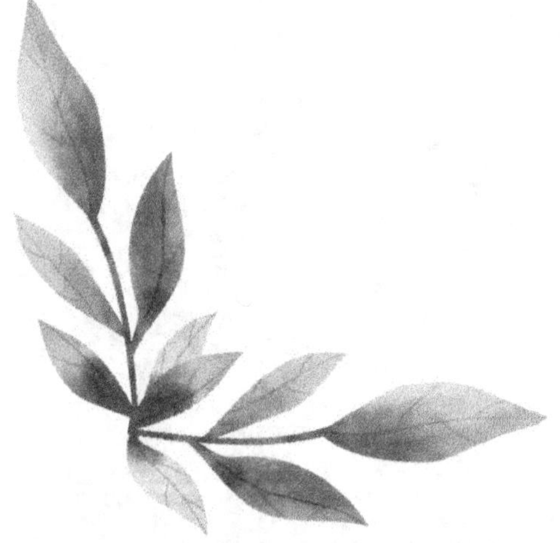

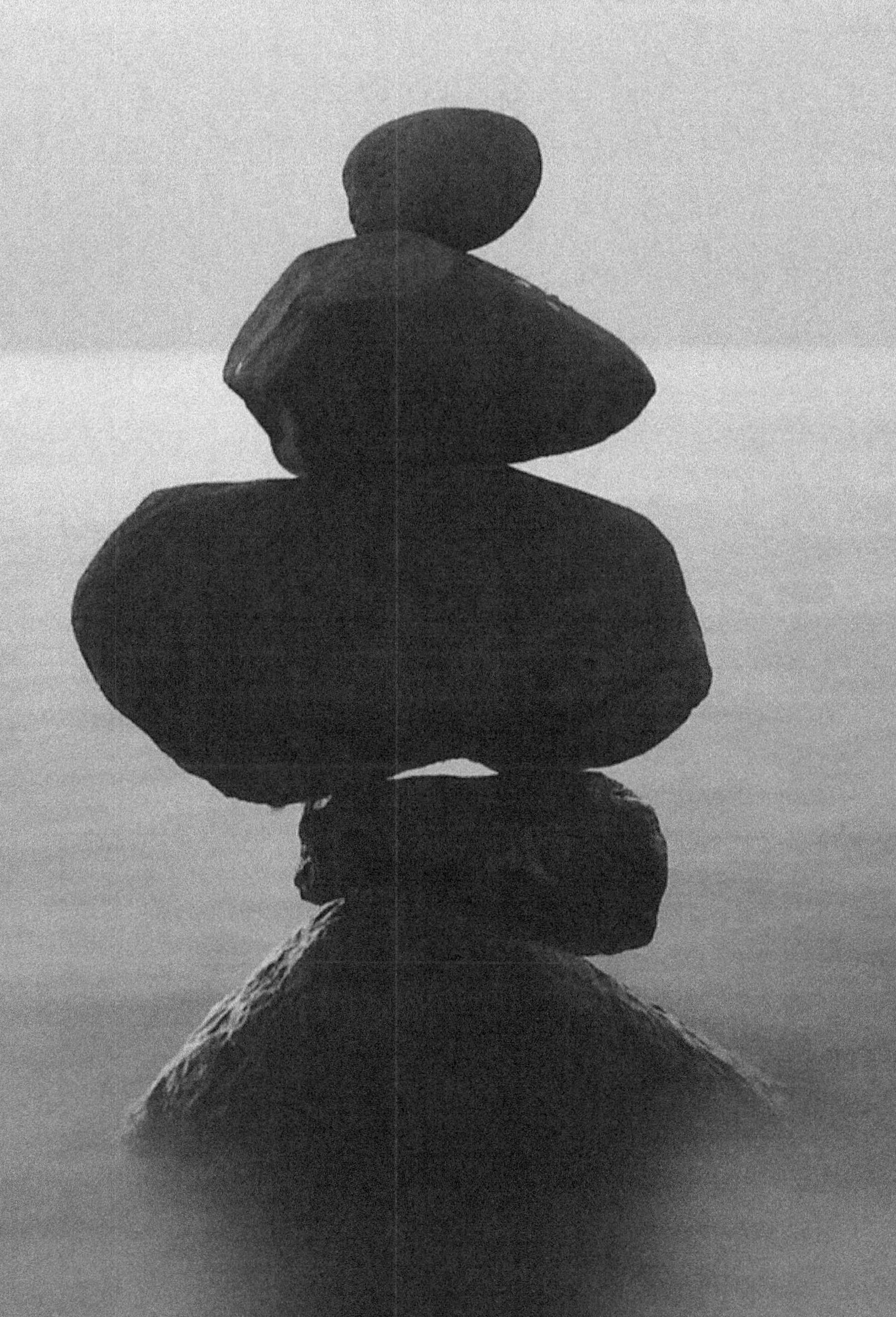

Planning du mois de :

L	M	M	J	V	S	D

OBJECTIF DU MOIS

Notes

Planning du mois de :

L	M	M	J	V	S	D

OBJECTIF DU MOIS

Notes

Planning du mois de :

L	M	M	J	V	S	D

OBJECTIF DU MOIS

Notes

Planning du mois de :

L	M	M	J	V	S	D

OBJECTIF DU MOIS

Notes

Planning du mois de :

L	M	M	J	V	S	D

OBJECTIF DU MOIS

Notes

Planning du mois de :

L	M	M	J	V	S	D

OBJECTIF DU MOIS

Notes

Planning du mois de :

L	M	M	J	V	S	D

OBJECTIF DU MOIS

Notes

Planning du mois de :

L	M	M	J	V	S	D

OBJECTIF DU MOIS

Notes

Planning du mois de :

L	M	M	J	V	S	D

OBJECTIF DU MOIS

Notes

Planning du mois de :

L	M	M	J	V	S	D

OBJECTIF DU MOIS

Notes

Planning du mois de :

L	M	M	J	V	S	D

OBJECTIF DU MOIS

Notes

Planning du mois de :

L	M	M	J	V	S	D

OBJECTIF DU MOIS

Notes

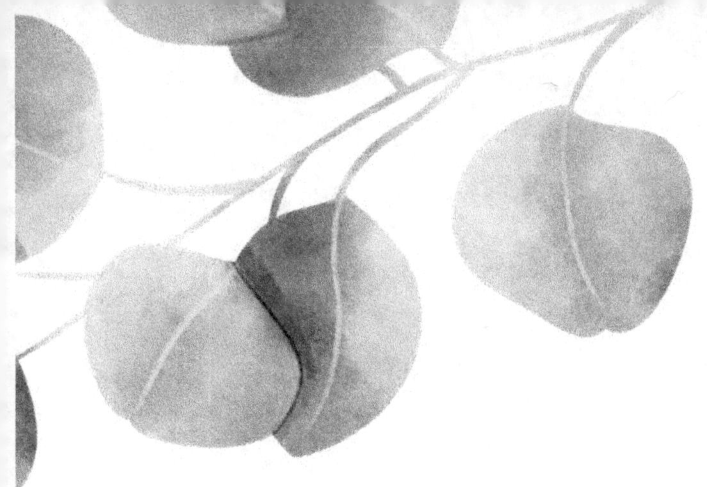

"
Avec nos pensées, nous bâtissons notre monde."

Bouddha

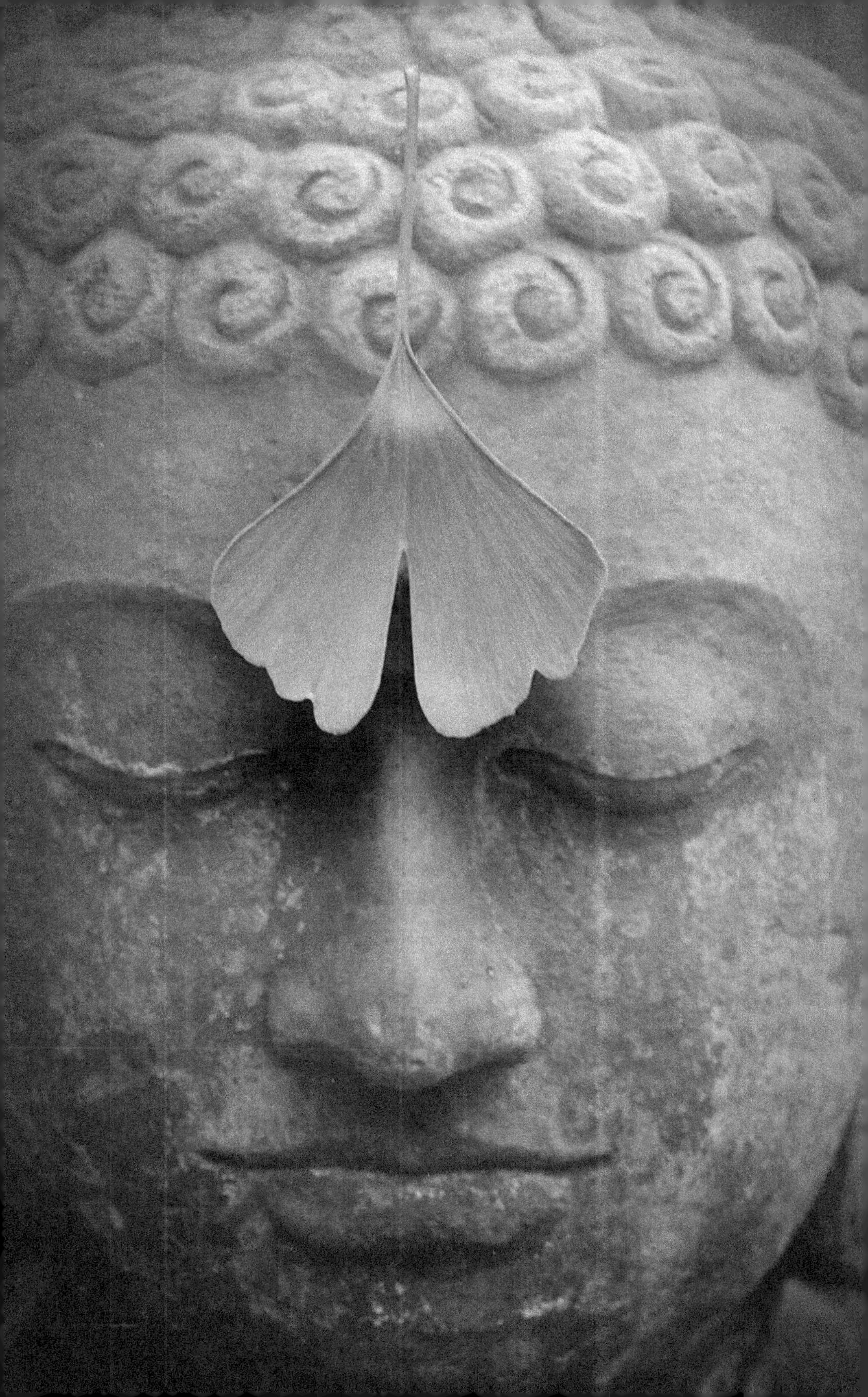

| DATE | 🕐 | 📍 LIEU |

MON HUMEUR AVANT LA SÉANCE

L'INTENTION DE LA SÉANCE

____

____

____

____

____

LA PRATIQUE (POSTURES, ENCHAÎNEMENT DE POSTURES, RESPIRATIONS, MANTRAS, MUDRAS, ...)

____

____

____

____

____

____

LA RELAXATION & MÉDITATION

____

____

____

____

____

____

OBSERVATIONS APRES LA SÉANCE

MES NOTES

MON HUMEUR AVANT LA SÉANCE

L'INTENTION DE LA SÉANCE

____

____

____

____

____

____

LA PRATIQUE (POSTURES, ENCHAÎNEMENT DE POSTURES, RESPIRATIONS, MANTRAS, MUDRAS, …)

____

____

____

____

____

____

LA RELAXATION & MÉDITATION

____

____

____

____

____

____

DATE		LIEU

MON HUMEUR AVANT LA SÉANCE

L'INTENTION DE LA SÉANCE

LA PRATIQUE (POSTURES, ENCHAÎNEMENT DE POSTURES, RESPIRATIONS, MANTRAS, MUDRAS, ...)

LA RELAXATION & MÉDITATION

MES NOTES

MON HUMEUR AVANT LA SÉANCE

L'INTENTION DE LA SÉANCE

LA PRATIQUE (POSTURES, ENCHAÎNEMENT DE POSTURES, RESPIRATIONS, MANTRAS, MUDRAS, …)

LA RELAXATION & MÉDITATION

MES NOTES

DATE   LIEU

MON HUMEUR AVANT LA SÉANCE

L'INTENTION DE LA SÉANCE

LA PRATIQUE (POSTURES, ENCHAÎNEMENT DE POSTURES, RESPIRATIONS, MANTRAS, MUDRAS, ...)

LA RELAXATION & MÉDITATION

OBSERVATIONS APRES LA SÉANCE

MES NOTES

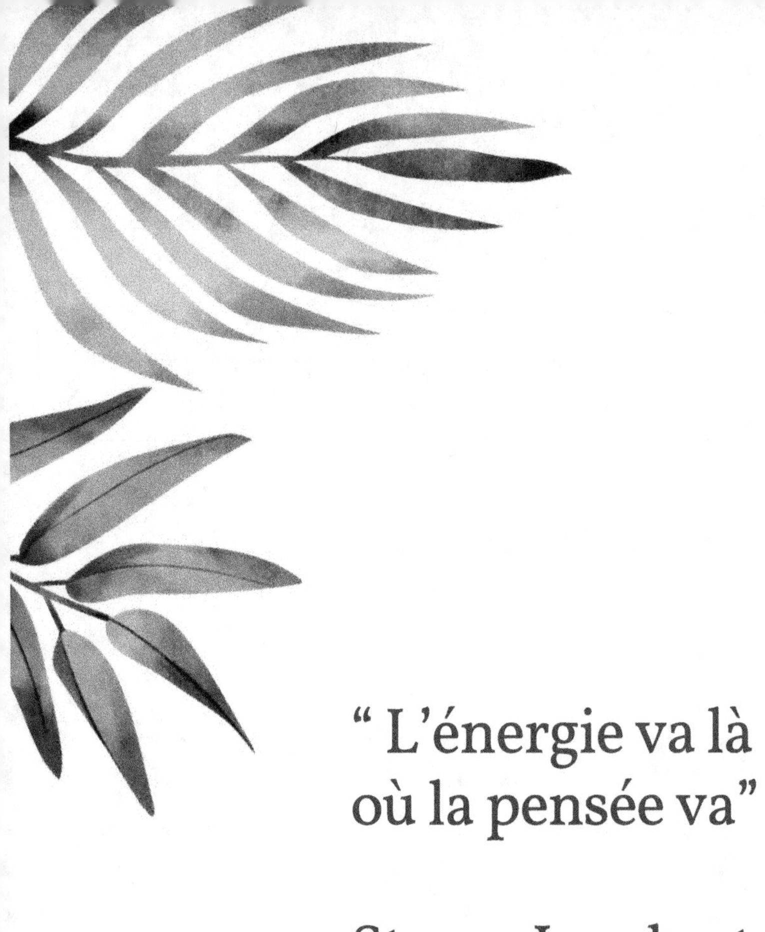

" L'énergie va là
où la pensée va "

Steeve Lambert

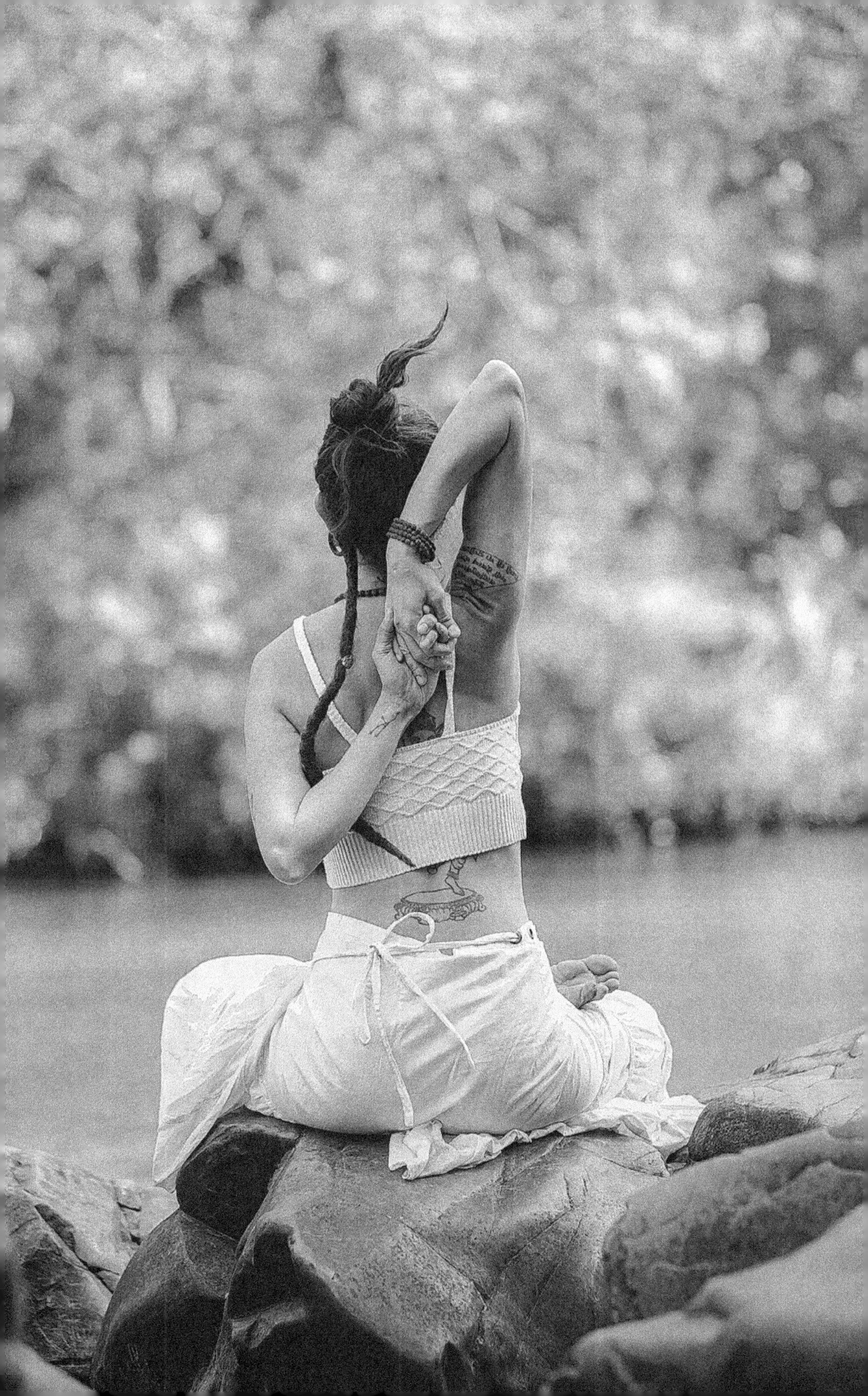

DATE	🕐	📍 LIEU

MON HUMEUR AVANT LA SÉANCE

L'INTENTION DE LA SÉANCE

LA PRATIQUE (POSTURES, ENCHAÎNEMENT DE POSTURES, RESPIRATIONS, MANTRAS, MUDRAS, …)

LA RELAXATION & MÉDITATION

MON HUMEUR AVANT LA SÉANCE

L'INTENTION DE LA SÉANCE

LA PRATIQUE (POSTURES, ENCHAÎNEMENT DE POSTURES, RESPIRATIONS, MANTRAS, MUDRAS, …)

LA RELAXATION & MÉDITATION

OBSERVATIONS APRES LA SÉANCE

MES NOTES

DATE	🕐	📍 LIEU

MON HUMEUR AVANT LA SÉANCE

L'INTENTION DE LA SÉANCE

LA PRATIQUE (POSTURES, ENCHAÎNEMENT DE POSTURES, RESPIRATIONS, MANTRAS, MUDRAS, …)

LA RELAXATION & MÉDITATION

OBSERVATIONS APRES LA SÉANCE

MES NOTES

DATE   LIEU

MON HUMEUR AVANT LA SÉANCE

L'INTENTION DE LA SÉANCE

LA PRATIQUE (POSTURES, ENCHAÎNEMENT DE POSTURES, RESPIRATIONS, MANTRAS, MUDRAS, …)

LA RELAXATION & MÉDITATION

OBSERVATIONS APRES LA SÉANCE

MES NOTES

| DATE | 🕐 | 📍 LIEU |

MON HUMEUR AVANT LA SÉANCE

L'INTENTION DE LA SÉANCE

____

____

____

____

____

____

LA PRATIQUE (POSTURES, ENCHAÎNEMENT DE POSTURES, RESPIRATIONS, MANTRAS, MUDRAS, ...)

____

____

____

____

____

____

LA RELAXATION & MÉDITATION

____

____

____

____

____

"

Le silence est un ami qui ne trahit jamais

"

Confucius

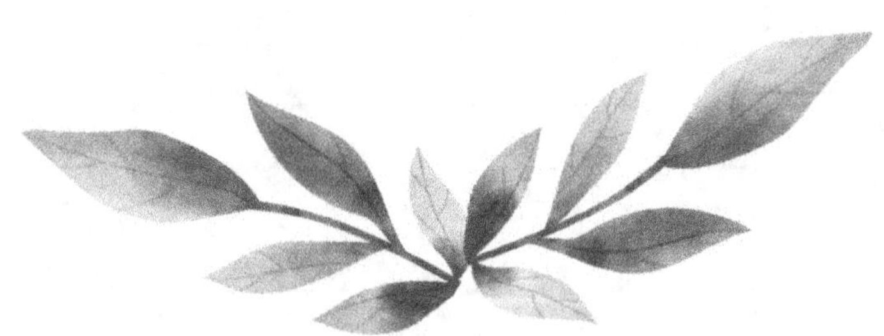

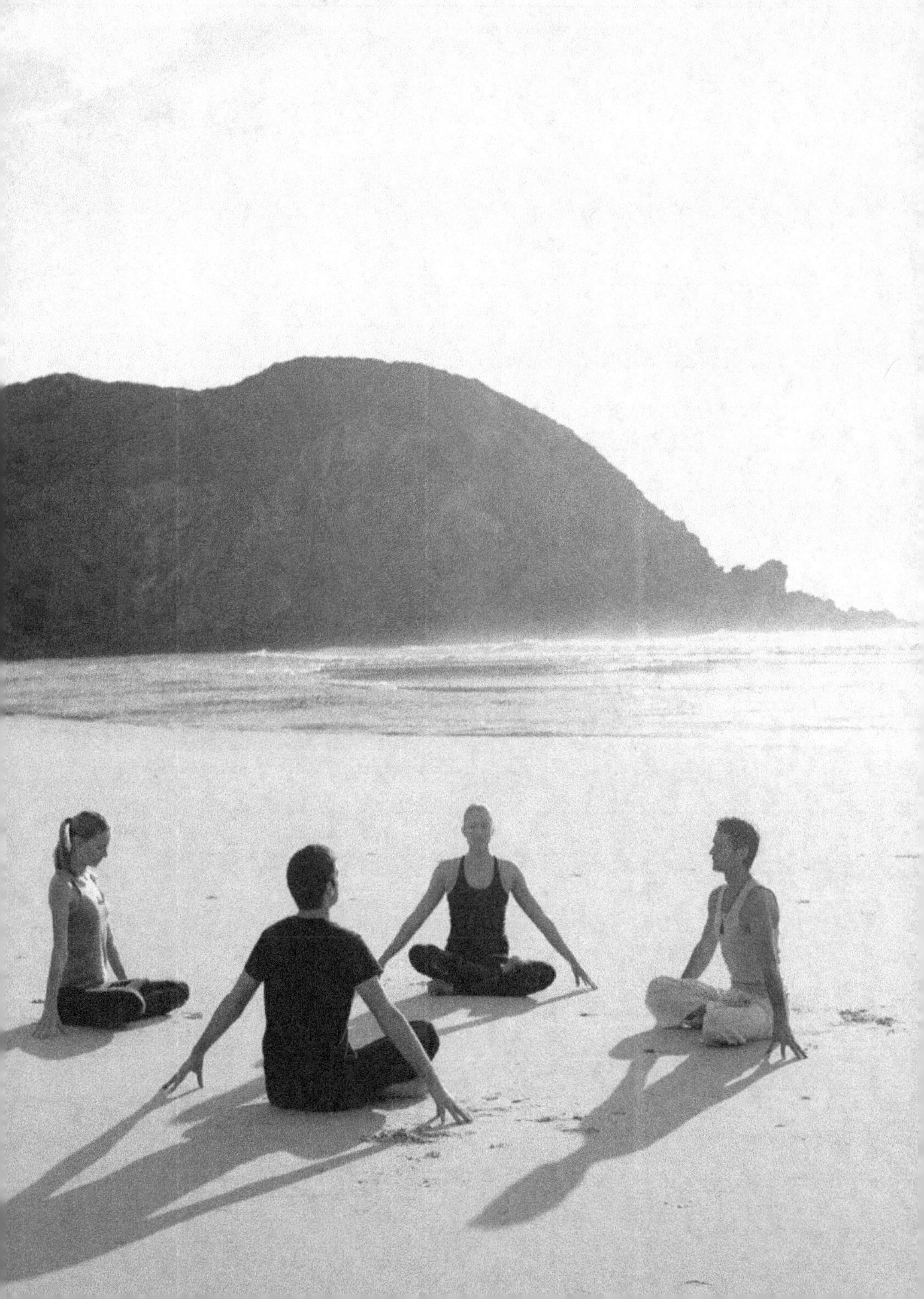

DATE	🕐	📍 LIEU

MON HUMEUR AVANT LA SÉANCE

L'INTENTION DE LA SÉANCE

LA PRATIQUE (POSTURES, ENCHAÎNEMENT DE POSTURES, RESPIRATIONS, MANTRAS, MUDRAS, …)

LA RELAXATION & MÉDITATION

OBSERVATIONS APRES LA SÉANCE

MES NOTES

MON HUMEUR AVANT LA SÉANCE

L'INTENTION DE LA SÉANCE

LA PRATIQUE (POSTURES, ENCHAÎNEMENT DE POSTURES, RESPIRATIONS, MANTRAS, MUDRAS, ...)

LA RELAXATION & MÉDITATION

MES NOTES

DATE	🕐	📍 LIEU

MON HUMEUR AVANT LA SÉANCE

L'INTENTION DE LA SÉANCE

LA PRATIQUE (POSTURES, ENCHAÎNEMENT DE POSTURES, RESPIRATIONS, MANTRAS, MUDRAS, …)

LA RELAXATION & MÉDITATION

OBSERVATIONS APRES LA SÉANCE

MES NOTES

L'INTENTION DE LA SÉANCE

LA PRATIQUE (POSTURES, ENCHAÎNEMENT DE POSTURES, RESPIRATIONS, MANTRAS, MUDRAS, …)

LA RELAXATION & MÉDITATION

OBSERVATIONS APRES LA SÉANCE

MES NOTES

DATE	🕐	📍 LIEU

MON HUMEUR AVANT LA SÉANCE

L'INTENTION DE LA SÉANCE

LA PRATIQUE (POSTURES, ENCHAÎNEMENT DE POSTURES, RESPIRATIONS, MANTRAS, MUDRAS, ...)

LA RELAXATION & MÉDITATION

OBSERVATIONS APRES LA SÉANCE

MES NOTES

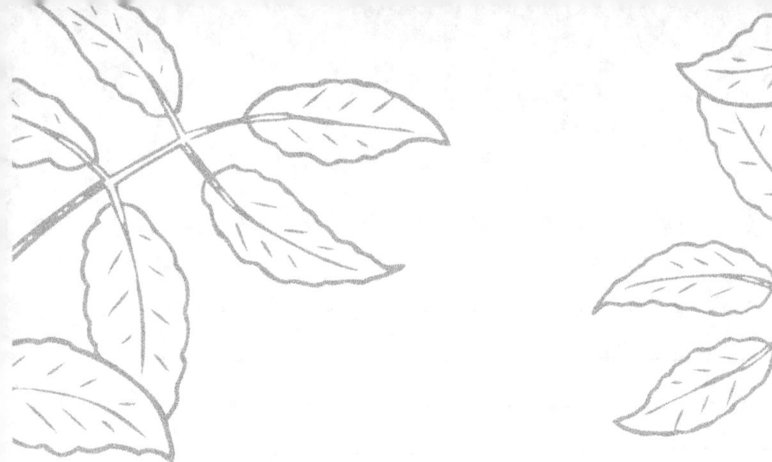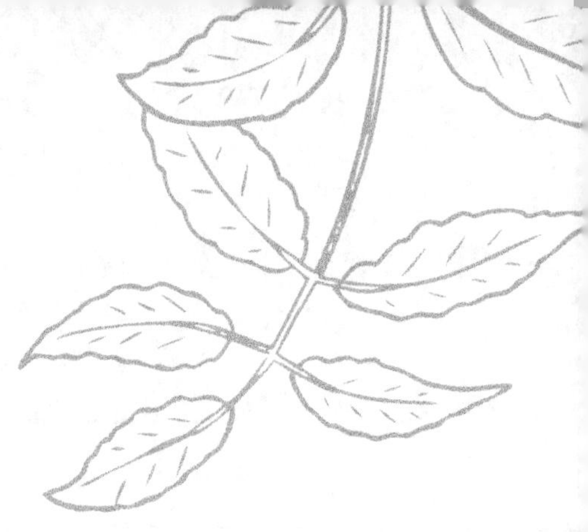

"
Pratiquez
et le reste viendra "

Sri K Pattabhi Jois

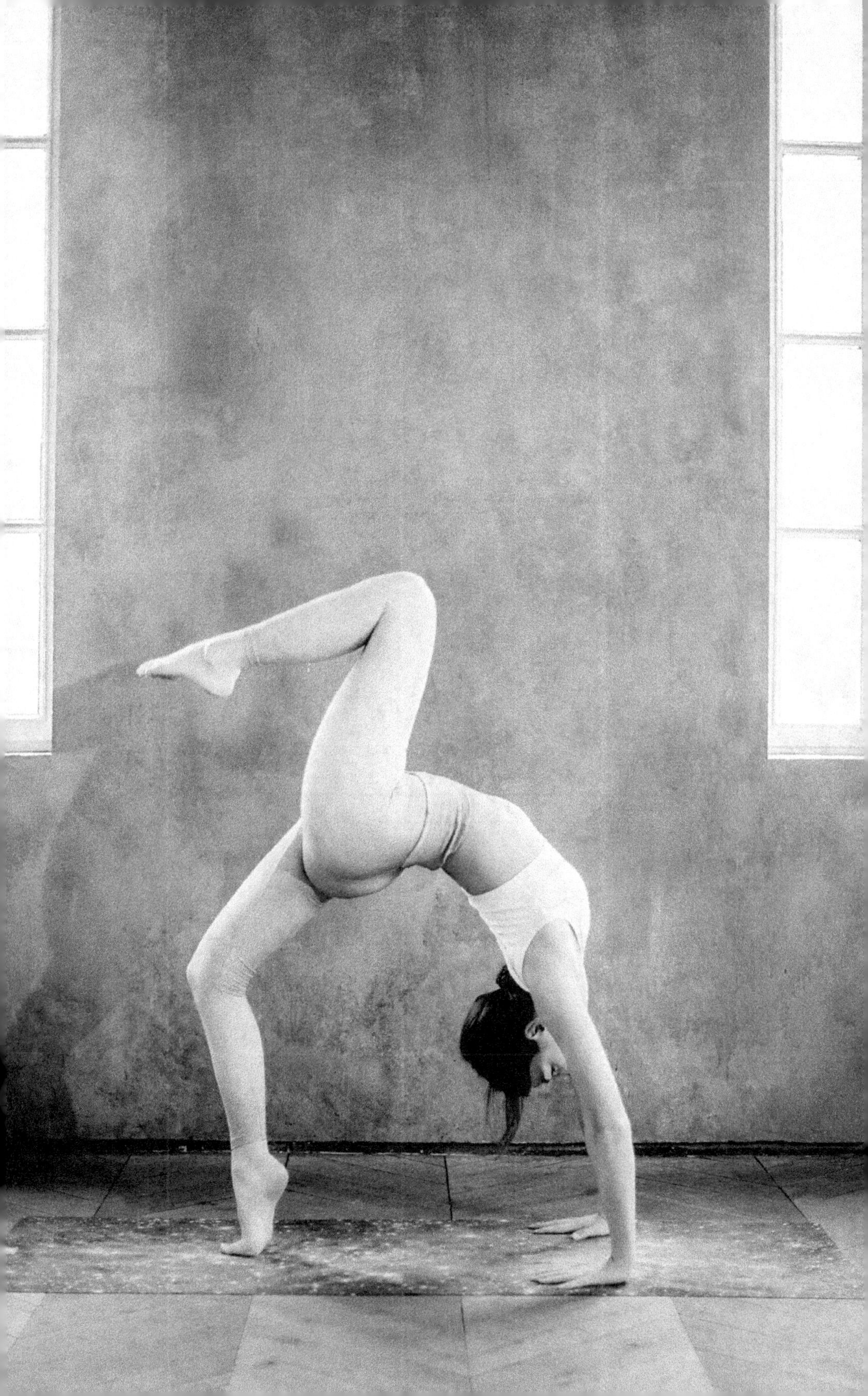

DATE	🕐	📍 LIEU

MON HUMEUR AVANT LA SÉANCE

L'INTENTION DE LA SÉANCE

LA PRATIQUE (POSTURES, ENCHAÎNEMENT DE POSTURES, RESPIRATIONS, MANTRAS, MUDRAS, …)

LA RELAXATION & MÉDITATION

OBSERVATIONS APRES LA SÉANCE

MES NOTES

DATE   🕐   📍 LIEU

MON HUMEUR AVANT LA SÉANCE

L'INTENTION DE LA SÉANCE

____

____

____

____

____

LA PRATIQUE (POSTURES, ENCHAÎNEMENT DE POSTURES, RESPIRATIONS, MANTRAS, MUDRAS, …)

____

____

____

____

____

LA RELAXATION & MÉDITATION

____

____

____

____

____

DATE	🕐	📍 LIEU

MON HUMEUR AVANT LA SÉANCE

L'INTENTION DE LA SÉANCE

LA PRATIQUE (POSTURES, ENCHAÎNEMENT DE POSTURES, RESPIRATIONS, MANTRAS, MUDRAS, ...)

LA RELAXATION & MÉDITATION

OBSERVATIONS APRES LA SÉANCE

MES NOTES

DATE	🕐	📍 LIEU

MON HUMEUR AVANT LA SÉANCE

L'INTENTION DE LA SÉANCE

LA PRATIQUE (POSTURES, ENCHAÎNEMENT DE POSTURES, RESPIRATIONS, MANTRAS, MUDRAS, …)

LA RELAXATION & MÉDITATION

OBSERVATIONS APRES LA SÉANCE

MES NOTES

DATE	🕐	📍 LIEU

MON HUMEUR AVANT LA SÉANCE

L'INTENTION DE LA SÉANCE

LA PRATIQUE (POSTURES, ENCHAÎNEMENT DE POSTURES, RESPIRATIONS, MANTRAS, MUDRAS, ...)

LA RELAXATION & MÉDITATION

OBSERVATIONS APRES LA SÉANCE

MES NOTES

" Nous ne vieillissons pas d'une année sur l'autre, nous nous renouvelons chaque jour "

Emily Dickinson

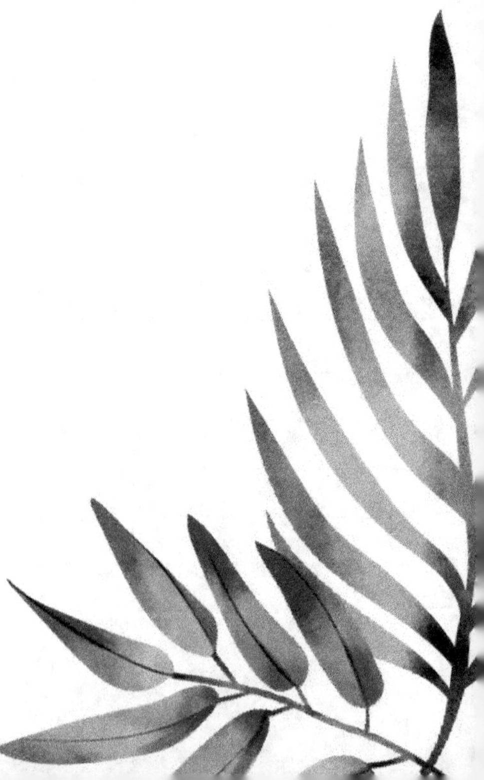

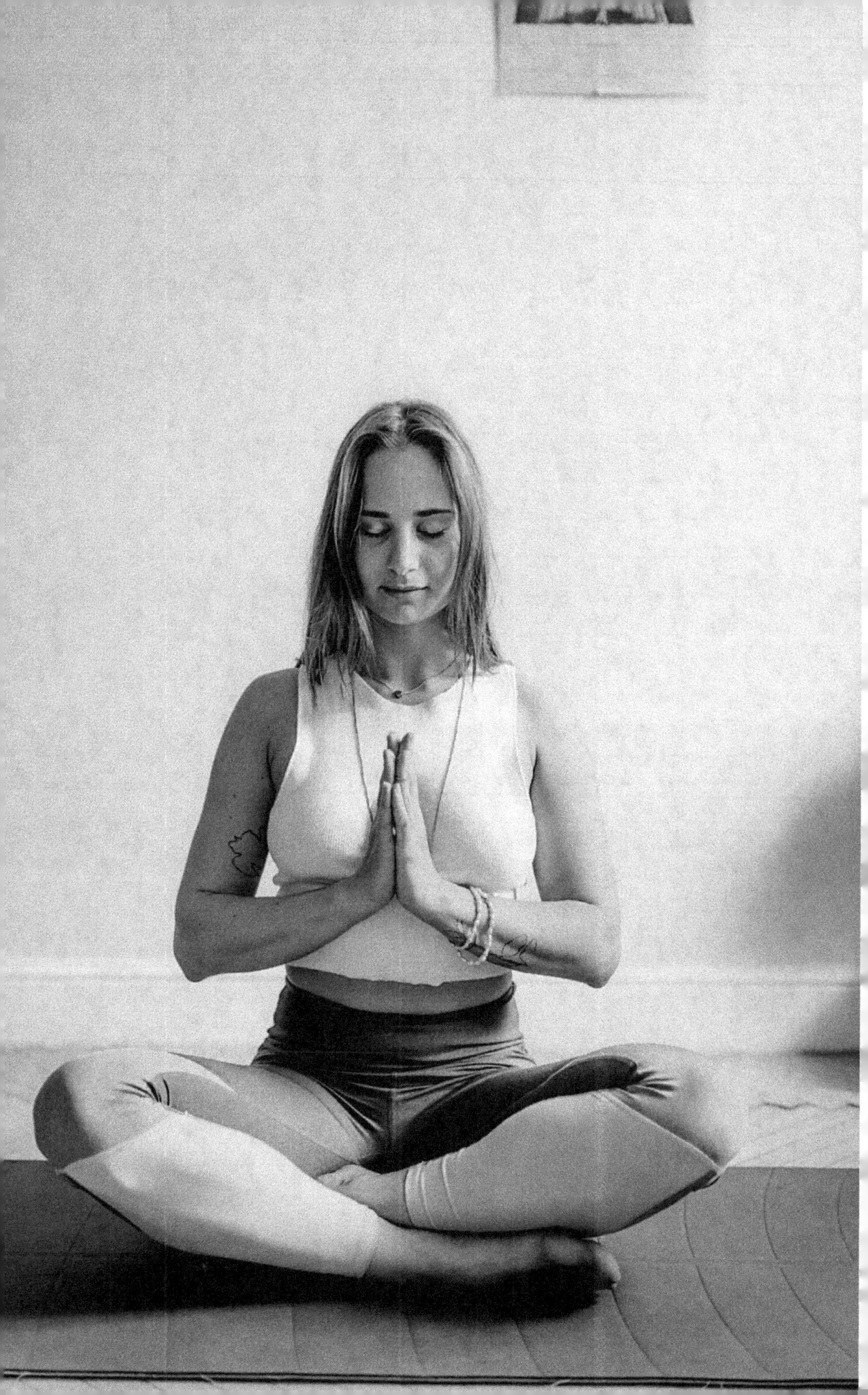

MON HUMEUR AVANT LA SÉANCE

L'INTENTION DE LA SÉANCE

LA PRATIQUE (POSTURES, ENCHAÎNEMENT DE POSTURES, RESPIRATIONS, MANTRAS, MUDRAS, …)

LA RELAXATION & MÉDITATION

OBSERVATIONS APRES LA SÉANCE

MES NOTES

DATE	🕐	📍 LIEU

MON HUMEUR AVANT LA SÉANCE

L'INTENTION DE LA SÉANCE

LA PRATIQUE (POSTURES, ENCHAÎNEMENT DE POSTURES, RESPIRATIONS, MANTRAS, MUDRAS, …)

LA RELAXATION & MÉDITATION

<table>
<tr><td>DATE</td><td>🕐</td><td>📍 LIEU</td></tr>
</table>

MON HUMEUR AVANT LA SÉANCE

L'INTENTION DE LA SÉANCE

LA PRATIQUE (POSTURES, ENCHAÎNEMENT DE POSTURES, RESPIRATIONS, MANTRAS, MUDRAS, …)

LA RELAXATION & MÉDITATION

<table>
<tr><td>DATE</td><td>🕐</td><td>📍 LIEU</td></tr>
</table>

MON HUMEUR AVANT LA SÉANCE

L'INTENTION DE LA SÉANCE

LA PRATIQUE (POSTURES, ENCHAÎNEMENT DE POSTURES, RESPIRATIONS, MANTRAS, MUDRAS, ...)

LA RELAXATION & MÉDITATION

DATE	🕐	📍 LIEU

MON HUMEUR AVANT LA SÉANCE

L'INTENTION DE LA SÉANCE

LA PRATIQUE (POSTURES, ENCHAÎNEMENT DE POSTURES, RESPIRATIONS, MANTRAS, MUDRAS, …)

LA RELAXATION & MÉDITATION

“
Si tu ne trouves pas le calme
ici et maintenant, où le
trouveras-tu ?
quand le trouveras-tu ?
”

Maître Dôgen

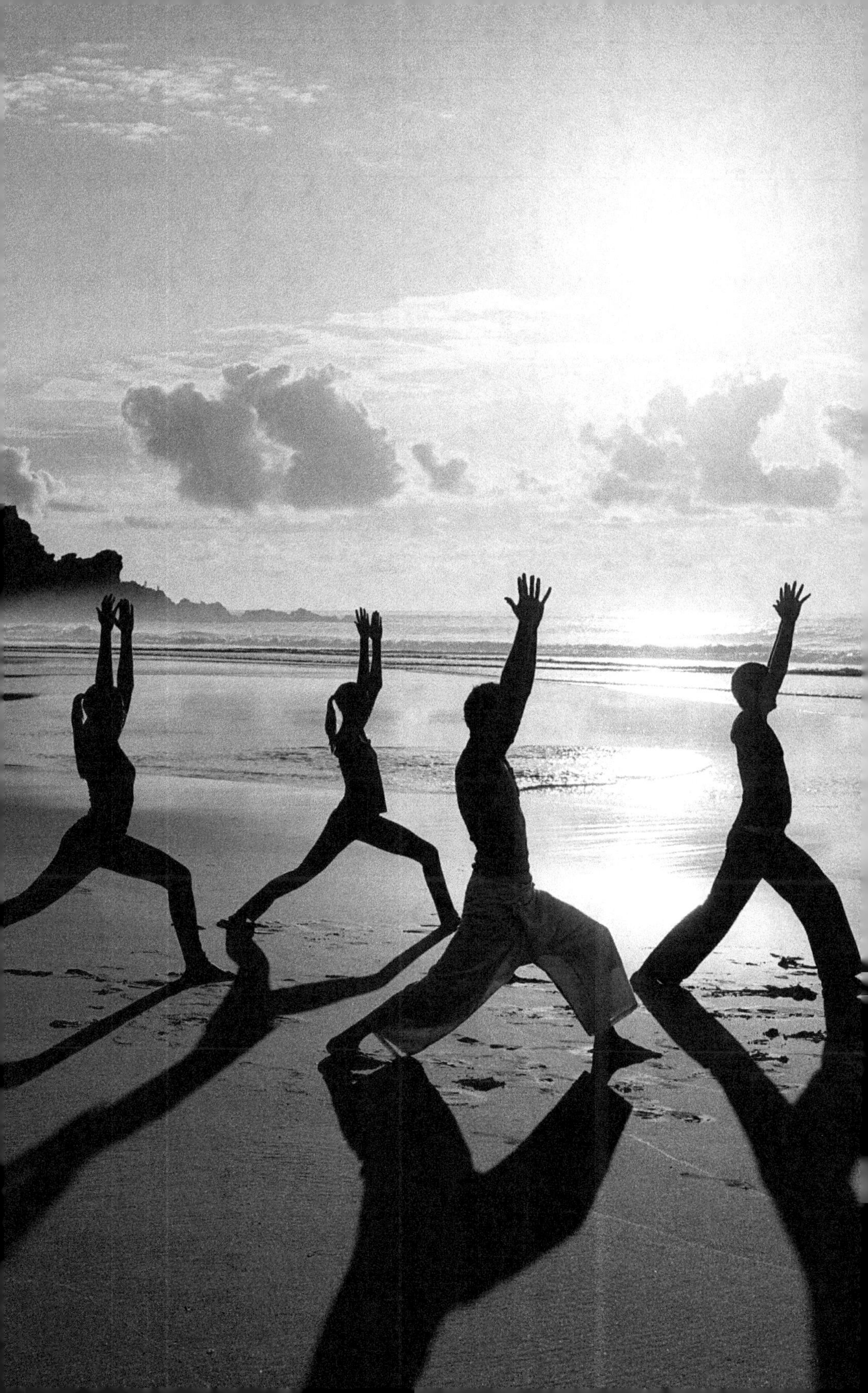

| DATE | 🕐 | 📍 LIEU |

MON HUMEUR AVANT LA SÉANCE

L'INTENTION DE LA SÉANCE

____
____
____
____
____
____

LA PRATIQUE (POSTURES, ENCHAÎNEMENT DE POSTURES, RESPIRATIONS, MANTRAS, MUDRAS, …)

____
____
____
____
____
____

LA RELAXATION & MÉDITATION

____
____
____
____
____

OBSERVATIONS APRES LA SÉANCE

MES NOTES

DATE	🕐	📍 LIEU

MON HUMEUR AVANT LA SÉANCE

L'INTENTION DE LA SÉANCE

LA PRATIQUE (POSTURES, ENCHAÎNEMENT DE POSTURES, RESPIRATIONS, MANTRAS, MUDRAS, …)

LA RELAXATION & MÉDITATION

OBSERVATIONS APRES LA SÉANCE

MES NOTES

<table>
<tr><td>DATE</td><td>🕐</td><td>📍 LIEU</td></tr>
</table>

MON HUMEUR AVANT LA SÉANCE

L'INTENTION DE LA SÉANCE

LA PRATIQUE (POSTURES, ENCHAÎNEMENT DE POSTURES, RESPIRATIONS, MANTRAS, MUDRAS, ...)

LA RELAXATION & MÉDITATION

MES NOTES

DATE	🕐	📍 LIEU

MON HUMEUR AVANT LA SÉANCE

L'INTENTION DE LA SÉANCE

LA PRATIQUE (POSTURES, ENCHAÎNEMENT DE POSTURES, RESPIRATIONS, MANTRAS, MUDRAS, …)

LA RELAXATION & MÉDITATION

<table>
<tr><td>DATE</td><td>🕐</td><td>📍 LIEU</td></tr>
</table>

MON HUMEUR AVANT LA SÉANCE

L'INTENTION DE LA SÉANCE

LA PRATIQUE (POSTURES, ENCHAÎNEMENT DE POSTURES, RESPIRATIONS, MANTRAS, MUDRAS, ...)

LA RELAXATION & MÉDITATION

MES NOTES

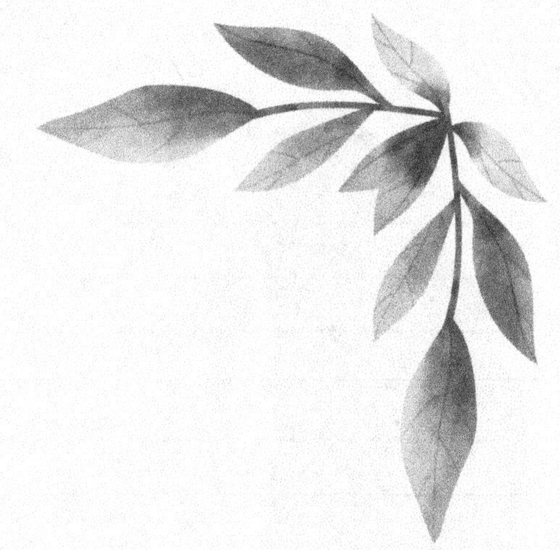

"

Chaque occasion est la meilleure des occasions

"

Koan Zen

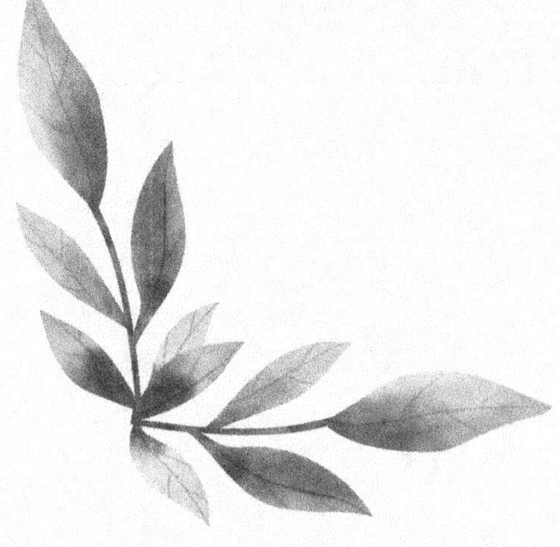

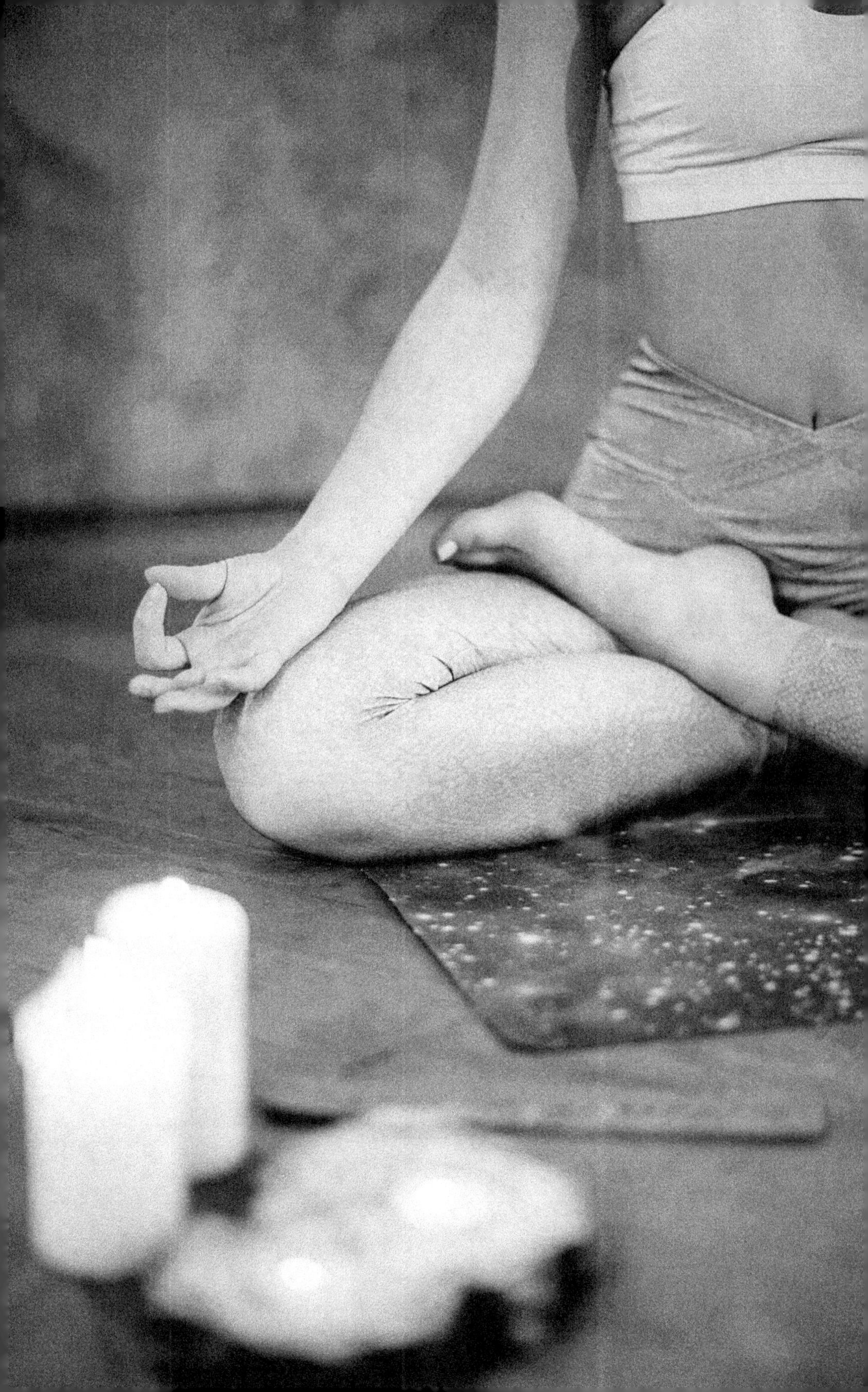

DATE	🕐	📍 LIEU

MON HUMEUR AVANT LA SÉANCE

L'INTENTION DE LA SÉANCE

LA PRATIQUE (POSTURES, ENCHAÎNEMENT DE POSTURES, RESPIRATIONS, MANTRAS, MUDRAS, ...)

LA RELAXATION & MÉDITATION

DATE	🕐	📍 LIEU

MON HUMEUR AVANT LA SÉANCE

L'INTENTION DE LA SÉANCE

LA PRATIQUE (POSTURES, ENCHAÎNEMENT DE POSTURES, RESPIRATIONS, MANTRAS, MUDRAS, ...)

LA RELAXATION & MÉDITATION

DATE   LIEU

MON HUMEUR AVANT LA SÉANCE

L'INTENTION DE LA SÉANCE

LA PRATIQUE (POSTURES, ENCHAÎNEMENT DE POSTURES, RESPIRATIONS, MANTRAS, MUDRAS, ...)

LA RELAXATION & MÉDITATION

OBSERVATIONS APRES LA SÉANCE

MES NOTES

| DATE | 🕐 | 📍 LIEU |

MON HUMEUR AVANT LA SÉANCE

L'INTENTION DE LA SÉANCE

____

____

____

____

____

LA PRATIQUE (POSTURES, ENCHAÎNEMENT DE POSTURES, RESPIRATIONS, MANTRAS, MUDRAS, …)

____

____

____

____

____

____

LA RELAXATION & MÉDITATION

____

____

____

____

____

MES NOTES

DATE	🕐	📍 LIEU

MON HUMEUR AVANT LA SÉANCE

L'INTENTION DE LA SÉANCE

LA PRATIQUE (POSTURES, ENCHAÎNEMENT DE POSTURES, RESPIRATIONS, MANTRAS, MUDRAS, ...)

LA RELAXATION & MÉDITATION

OBSERVATIONS APRES LA SÉANCE

MES NOTES

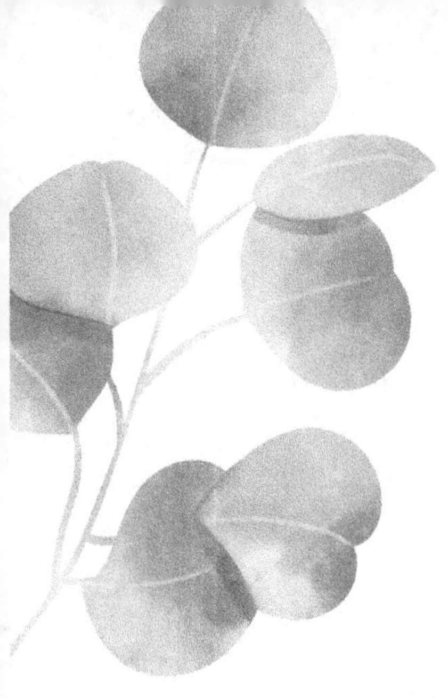

"

Écouter la forêt qui pousse
plutôt que l'arbre qui tombe

"

Friedrich Hegel

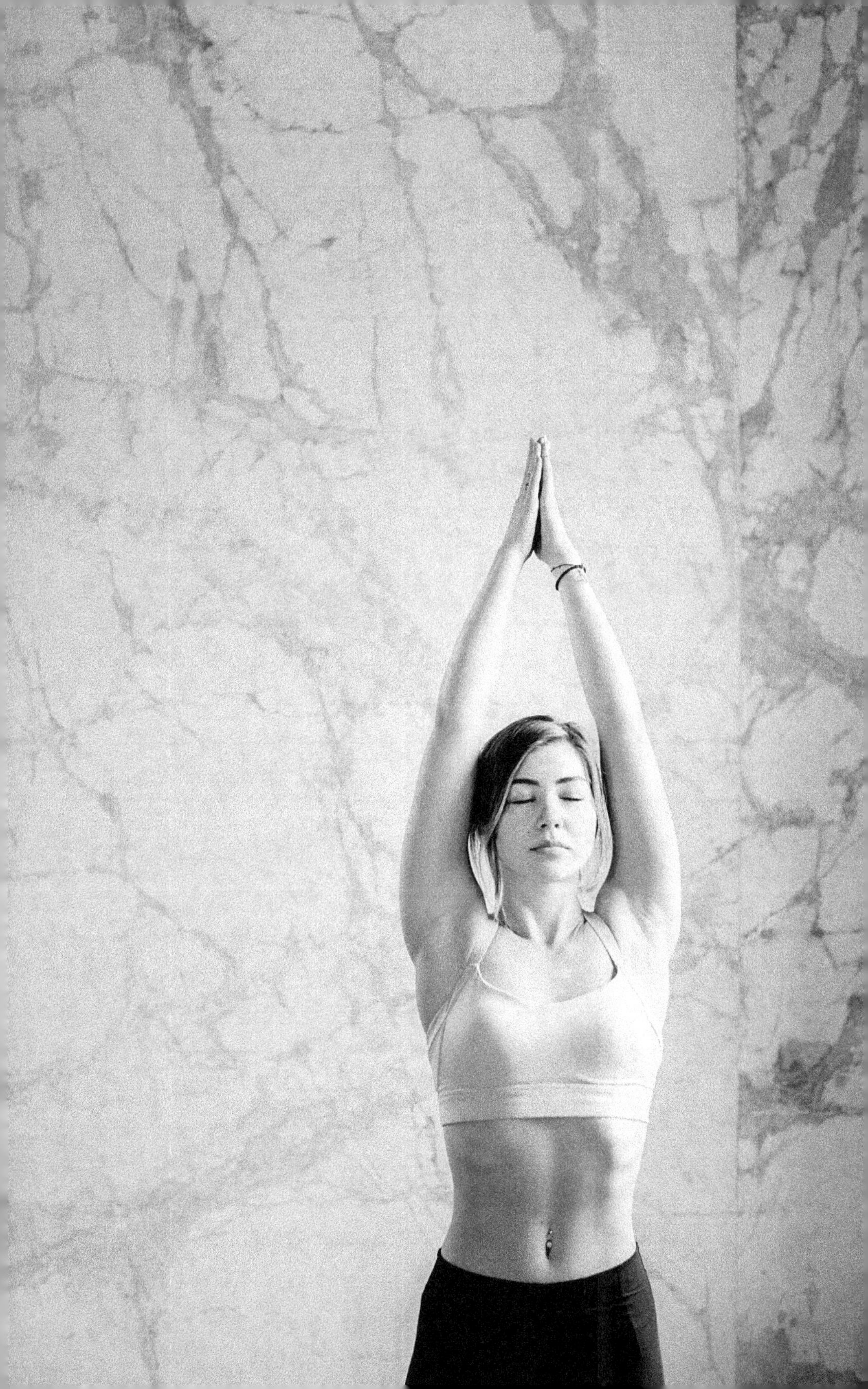